BEI GRIN MACHT SICH IHR
WISSEN BEZAHLT

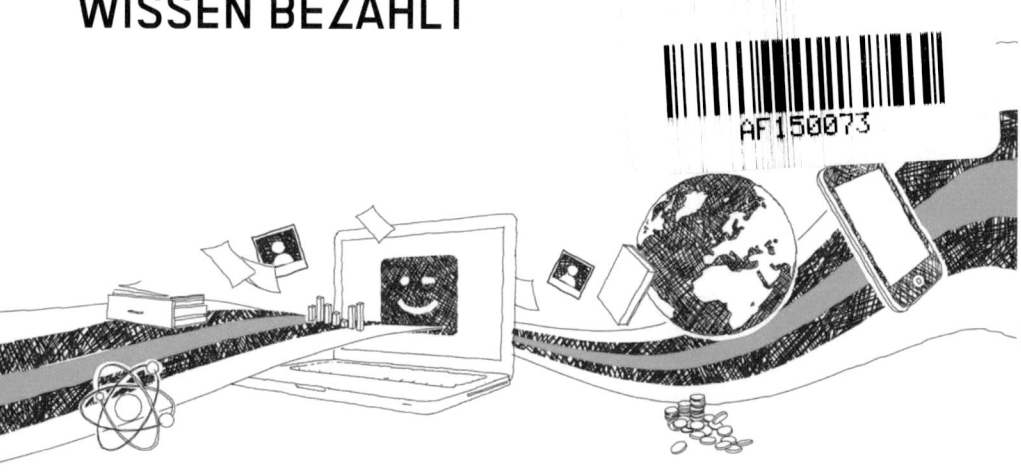

- Wir veröffentlichen Ihre Hausarbeit,
  Bachelor- und Masterarbeit

- Ihr eigenes eBook und Buch -
  weltweit in allen wichtigen Shops

- Verdienen Sie an jedem Verkauf

Jetzt bei www.GRIN.com hochladen
und kostenlos publizieren

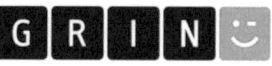

Daniel Schäfer

GKV-Finanzierung

GRIN Verlag

Bibliografische Information der Deutschen Nationalbibliothek:

Die Deutsche Bibliothek verzeichnet diese Publikation in der Deutschen National-
bibliografie; detaillierte bibliografische Daten sind im Internet über http://dnb.d-
nb.de/ abrufbar.

Impressum:

Copyright © 2012 GRIN Verlag GmbH
Druck und Bindung: Books on Demand GmbH, Norderstedt Germany
ISBN: 978-3-656-35196-2

Dieses Buch bei GRIN:

http://www.grin.com/de/e-book/207873/gkv-finanzierung

GRIN - Your knowledge has value

Der GRIN Verlag publiziert seit 1998 wissenschaftliche Arbeiten von Studenten, Hochschullehrern und anderen Akademikern als eBook und gedrucktes Buch. Die Verlagswebsite www.grin.com ist die ideale Plattform zur Veröffentlichung von Hausarbeiten, Abschlussarbeiten, wissenschaftlichen Aufsätzen, Dissertationen und Fachbüchern.

Besuchen Sie uns im Internet:

http://www.grin.com/

http://www.facebook.com/grincom

http://www.twitter.com/grin_com

Daniel Cieszkowski

Studiengang: Diplom Betriebswirtschaftslehre

GKV Finanzierung

Vorgelegt in der Modulprüfung Struktur des Gesundheitswesens

Seminar für Sozialpolitik

Universität zu Köln

Köln, 25.07.2012

I. Inhalt

II. Abbildungsverzeichnis

1. Einführung

Mit der Einführung des Gesetzes zur nachhaltigen und sozial ausgewogenen Finanzierung der gesetzlichen Krankenversicherung in 2011 wurde ein Bilanzdefizit von 9 Milliarden Euro aufgefangen.[1] Dabei wurden Maßnahmen ergriffen, wie die Erhöhung der Beitragssätze auf 15,5% und die Durchsetzung einer Zusatzprämie, die auf 2% gedeckelt ist.[2] Im Falle einer Überschreitung des Zusatzbeitrages um mehr als 2%, erfolgt ein Sozialausgleich, der den Mehrbetrag auffängt.[3] Daneben sollen die hohen Ausgaben der gesetzlichen Krankenversicherung durch zusätzliche Beiträge der Pharmaindustrie und Apotheken, als auch durch Steuerzuschüsse ausgeglichen werden.[4] Das jüngste Gesetz ist ein Teil der Maßnahmen, die bereits über viele Jahren durchgeführt wurden, um die drohenden Defizite in der gesetzlichen Krankenversicherung zu decken.[5]

Schon seit längerer Zeit wird eine tendenzielle Veränderung in der demographischen Entwicklung beobachtet, die negative Auswirkung auf die Sozialversicherung haben wird. Die zurückgehenden Geburtenraten und die Langlebigkeit der Menschen sorgen dafür, dass es in Zukunft viel mehr Menschen gibt, welche die Leistungen der Krankenversicherung empfangen werden, bei gleichzeitig verringerter Zahl der Beitragszahler.[6] Der technische Fortschritt erhöht dabei die Behandlungskosten und verlängert die Lebensdauer der Menschen.[7] Um hohe steuerfinanzierte Zuschüsse und steigende Beitragssätze zu vermeiden, werden in der Forschung mehrere Ansätze behandelt, um das Problem des demographischen Wandels zu lösen. Konzepte wie die Kopfpauschale, oder die Bürgerversicherung stellen einen Teil der möglichen Lösung für den drohenden Beitragsausfall dar.[8]

Im weiteren werden die Auswirkungen des demographischen Wandels genauer erläutert.

---

[1] Vgl. Bundesministerium für Gesundheit 2011, S. 1
[2] Vgl. Augurzky 2010, S. 4-5.
[3] Vgl. Bundesministerium für Gesundheit 2011, S. 1
[4] Vgl. Bundesministerium für Gesundheit 2011, S. 1
[5] Genauere Ausführungen zu den bereits durchgeführten Reformen finden sich in dem Werk von Pullain Harald 2011, Die Auswirkungen... S. 5-11.
[6] Vgl.Lörbert 2006, S 141.
[7] Vgl.Lörbert 2006, S 119.
[8] Vgl.Poullain 2011, S 84.

2. Demographischer Wandel

Der Begriff des demographischen Wandels beschreibt die Entwicklung der Zusammensetzung und Verteilung der Gesellschaft. Dabei beobachtet man in Deutschland eine für die gesetzliche Krankenversicherung bedrohliche Entwicklung. Die Geburtenraten weisen seit über 40 Jahren eine rückläufige Entwicklung auf.[9] Zeitgleich steigt die Lebenserwartung der Menschen durch immer besser werdende medizinische Versorgung.[10] Beide Faktoren werden unter dem Begriff "doppelte Alterung" zusammengefasst, der die Verschiebung der Menschenmenge nach Altersgruppen gegliedert in die höheren Bereiche beschreibt. Einfach ausgedrückt, wird der Anteil der älteren Bevölkerung in der Gesellschaft deutlich ansteigen. Zusätzlich schrumpft die Gesellschaft aufgrund verringerter Einwanderungen und vermehrter Auswanderungen. Da der Bildungsstandes in Deutschland im Verhältnis zu anderen Eu-Ländern hoch ist, stellt die Migration ein Problem des abfliessenden Humankapitals dar.

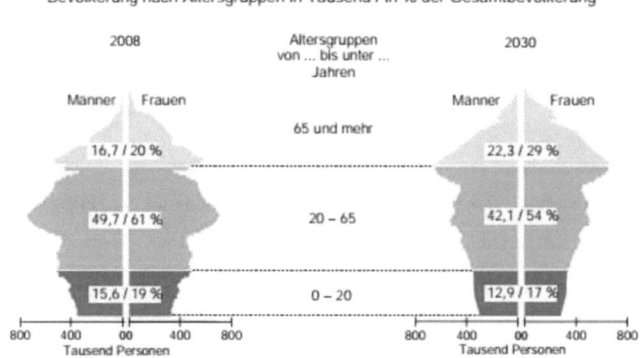

Abbildung1 Ergebnisse der 12. Koordinierten Bevölkerungsvorausberechnung (Variante der Untergrenze "mittleren" Bevölkerung) Quelle: Statistische Ämter des Bundes und der Länder, 2011, Bevölkerungs- und Haushaltsentwicklung im Bund und in den Ländern, S. 24.

---

[9] Vgl. Pötzsch 2012, S. 6
[10] Vgl. Lörbert 2006, S 119

Zusätzlich geht man davon aus, dass bis in das Jahr 2050 die jährlichen Neuerkrankungen an Herzinfarkt und Schlaganfall um mehr als 60% steigen. Demenzfällen verhäufen sich jährlich um mehr als das doppelte.[11]

Bei dieser Entwicklung ist es unschwer zu erkennen, dass die Anzahl der Leistungsempfänger zukünftig viel höher ausfallen wird als heute. Dem gegenüber steht eine verringerte Anzahl der Beitragszahler. Dies wiederum stellt ein sehr ernstes Problem für das Umlageverfahren dar. Um die Problematik deutlicher darzustellen, muss die Finanzierungstruktur der gesetzlichen Krankenversicherung betrachtet werden.

3. Finanzierung der gesetzlichen Krankenversicherung

Die gesetzliche Krankenversicherung, geregelt im SGB V, wird aus mehreren Einnahmequellen finanziert, nämlich aus Beiträgen von Versicherungsnehmern und Arbeitgebern, Beiträgen, die von der gesetzlichen Rente abgezogen werden, aus steuerlichen Bundeszuschüssen und durch sonstige Mittel, wie z.B. ein einmaliger Zusatzbeitrag, der durch die Krankenkassen erhoben werden kann.[12] Dabei werden die Beiträge zwischen Arbeitgeber und Arbeitnehmer paritätisch aufgeteilt, mit einem Zusatzbeitrag von 0,9% auf der Seite des Arbeitnehmers, mit Hilfe dessen die Pflegeversicherung abgegolten wird. Der Beitragssatz ist seit Einführung des Gesundheitsfonds im Jahre 2009 für alle gesetzlichen Krankenkassen gleich und geht über ein Maximaleinkommen, das jedes Jahr bestimmt wird nicht hinaus. Für das Jahr 2012 liegt die Beitragsbemessungsgrenze bei 45.900€.[13] Die Einnahmen fließen in den Gesundheitsfonds, aus dem die Krankenkassen Pauschal pro Versicherungsnehmer finanziert werden.

Die Beiträge werden Zustandsunabhängig erhoben. Es spielt also keine Rolle, welches Risiko die versicherten Personen tragen, da sie denselben Beitragssatz entrichten, wie andere Gleichverdiener. Diese Vorgehensweise beruht auf dem Solidaritätsprinzip und ist Grundteil der Sozialversicherungssysteme in Deutschland. Dabei geht man davon aus, dass gesunde Menschen mit ihren Beiträgen kranke Personen unterstützen. Männer, die in der Regel weniger Leistung in Anspruch nehmen, unterstützen die Frauen, die statistisch gesehen kostenintensiver für die Krankenkassen ausfallen.[14] Durch die Einführung der

---

[11] Vgl. Beske, 2011, S. 17
[12] Vgl. Bundesamt für Gesundheit 2012, S. 1
[13] Vgl. Drespe, 2012, S. 1.
[14] Vgl. Bäcker 2008, S. 140.

Krankenversicherung für Rentner, fällt die Überlegung, dass jungen Menschen unter dem Aspekt des Solidaritätsausgleichs für Ältere zahlen, weg. Das Bedarfsprinzip besagt hingegen, dass jeder einen Anspruch auf Behandlungen hat, die zur Wiederherstellung seiner Gesundheit notwendig sind. Dabei nimmt jeder Versicherte ärztliche Dienste entgegnen, unabhängig davon ob und wie viel er in die Krankenversicherung einzahlt. Defizite werden durch steuerfinanzierte Zuschüsse ausgeglichen. Bei diesen Zuschüssen sind also alle Bürger als Kostenträger betroffen. Mit dem demographischen Wandel steigt auch die Defizitgefahr durch fehlende Einnahmen und zu hohe Ausgaben in der gesetzlichen Krankenversicherung. Bereits umgesetzte Reformen hatten die Aufgabe einen Ausgleich der Zahlungsflüsse zu gewährleisten. Weitere Reformkonzepte werden aktuell diskutiert. Sowohl die Kopfpauschale als auch die Bürgerversicherung haben in der letzten Zeit immer mehr an Bedeutung gewonnen.

Im Folgenden werden die Reformkonzepte aufgeführt und kritisch betrachtet.

4. Reformkonzepte in der gesetzlichen Krankenversicherung
4.1 Kopfpauschale

Hinter der Idee der Kopfpauschale steckt ein Vorhaben die Einnahmequelle der Krankenkassen zu modernisieren und stabiler zu machen. Bei dieser Reformoption werden alle Versicherungsnehmer mit einem Pauschalbetrag belastet. Diese Beiträge sind Einkommensunabhängig und sollen zwischen 170 € und 260 € betragen. Versicherungsnehmer mit einem geringfügigen Einkommen würden hierbei durch steuerlich finanzierte Zuschüsse unterstützt.[15] Dabei geht man von einem Sozialausgleich aus, da der Anteil der Bevölkerung, der nicht in der gesetzlichen Krankenversicherung ist, durch Steuerzahlungen an den Kosten der Krankenkassen beteiligt wird. Die familiäre Mitversicherung wird grundsätzlich ausgeschlossen, Kinder können mitversichert werden.[16] Zuschüsse bei Einkommensschwachen müssen sorgsam ausgerechnet und angewendet werden.

In Deutschland lag bereits ein Konzept einer Kopfpauschale unter den Bemühungen von Phillip Rösler in 2010 vor, wurde jedoch durch Mangel an Zustimmung nicht umgesetzt.[17] Bereits in der Schweiz ist dieses System zu beobachten.[18]

---

[15] Vgl. Lörbert 2006, S .139.
[16] Vgl. Lörbert 2006, S. 139.
[17] Vgl. Denkler 2010, S. 1

4.2 Bürgerversicherung

Das Reformkonzept der Bürgerversicherung beinhaltet die Ausweitung der Pflichtversicherten, wodurch ein höherer Anteil der Gesellschaft in der gesetzlichen Krankenversicherung mit einbezogen wird.[19] Gleichzeitig soll die Versicherungspflichtgrenze aufgehoben werden, wodurch der Weg sich privat versichern zu lassen aufgehoben wird.[20] Die Idee hinter dieser Versicherungsform ist die Einbeziehung aller Bürger, um so die Einnahmen der Krankenkassen zu erhöhen.[21] Neben der Erweiterung der Pflichtversicherten, würden zusätzlich Mieteinnahmen, Kapital- und Zinseinkünfte mit in die Berechnung einbezogen werden.[22] Die Beitragsbemessungsgrenze würde gemäß des Solidaritätsprinzips angehoben werden, dabei würde der Anteil der Gesellschaft, welcher bisher die Option hat, sich privat zu versichern, in die gesetzliche Krankenversicherung übergehen müssen.[23] Dabei werden Ungerechtigkeiten beseitigt, wie die Nichtteilnahme bestimmter Personengruppen am Solidarausgleich.[24] Gerade Privatversicherte sind in der Regel Personen mit geringerem Krankheitsrisiko, wohingegen Familien mit Kindern oder häufig erkrankte Personen die gesetzlichen Krankenversicherung wählen müssen, da diese für sie günstiger ist. Die Ansammlung kostenintensiver Versicherungsnehmer ist also in der gesetzlichen Krankenversicherung verankert, bei einem Wegfall der privaten Versicherungsform für Grundversorgung im medizinischen Bereich, würden sich die guten Risiken ebenfalls in der gesetzlichen Krankenversicherung auffinden.[25] Eine denkbare Form der Privatversicherung würde erhalten bleiben als Zusatzoption für Leistungen, die von der gesetzlichen Krankenversicherung nicht angeboten wird.[26] Das Konzept ist teilweise in Österreich zu beobachten. Die Pflichtversicherung ist dort auf einen höheren Teil der Gesellschaft ausgeweitet, nämlich Angestellte, Freiberufler und Selbständige.[27]

---

[18] Vgl. Poullain 2011, S. 85
[19] Vgl. Richter 2007, S. 8
[20] Vgl. Lörbert 2006, S. 137.
[21] Vgl. Lörbert 2006, S. 137.
[22] Vgl. Löbert 2006. S.137.
[23] Vgl. Lörbert 2006, S.138.
[24] Vgl. Gerlinger 2010, S. 1
[25] Vgl. Gerlinger 2010, S. 1
[26] Vgl. Lörbert 2006, S.138.
[27] Vgl. Poullain 2011, S. 85

4.3 Erhöhung der Beitragsbemessungsgrenze

Das recht einfache Reformkonzept der Erhöhung der Beitragsbemessungsgrenze würde eine Verlagerung von Privatversicherten in die gesetzliche Krankenversicherung bewirken. Es wird sogar behauptet, dass die durch diese Maßnahme zusätzlichen in die Krankenkassen fließendes Geld, reichen würde, um die Beiträge um einen Prozentpunkt zu senken.[28] Der Gedanke der Solidarität wäre hierbei auch erfüllt, da Besserverdienende mit einem höheren Beitrag die Geringverdiener unterstützen würden.[29] Jedoch würde die reichste Bevölkerungsschicht bei dem Solidarausgleich nicht mit einbezogen.

5. Fazit

Die Problematik des demographischen Wandels und die daraus prognostizierte Fehlbalance zwischen Einnahmen und Ausgaben lässt sich mit Reformen ausgleichen. Es gibt jedoch Meinungen, dass die Veränderung der Lebenserwartung nicht unbedingt mit höheren Kosten verbunden sein muss. Die Kompressionsthese, des amerikanischen Wissenschaftlers J. Fries besagt, dass mit steigender Lebenserwartung eine Verschiebung der Krankheiten bis zum Lebensende erfolgt und vor dem Tod eintritt.[30] Damit werden die Kosten für den Versicherungsnehmer zum Ende seines Lebens anfallen und in ihrer Höhe überschaubar bleiben.[31] Daneben steht die Medikalisierungs-These, die besagt, dass längere Lebenserwartung mit höheren Gesundheitskosten verbunden sind.[32] Mit der Krankenversicherung der Rentner, der Anpassung des Gesundheitssektors auf die Verteilung der Altersgruppen in der Gesellschaft könnte die demographische Entwicklung unter Umständen aufgefangen werden. Genau prognostizieren lässt sich das jedoch nicht.

Die Reformkonzepte stellen Mittel dar, mit deren Hilfe das wachsende Defizit in der gesetzlichen Krankenversicherung theoretisch aufgehalten werden kann. Sowohl die Kopfpauschale, als auch die Bürgerversicherung sind jedoch starke Eingriffe in die Struktur der Sozialversicherung und müssen sorgfältig analysiert und sehr gut bemessen werden, sowohl unter finanziellen als auch gesellschaftlichen Aspekten.[33] Ein Versicherungssystem, das in zwei Komponenten gespalten wird und der Gesellschaft die Wahl zwischen privater und gesetzlicher Versicherung gestattet, findet außerhalb

---

[28] Vgl. Poullain 2011, S. 84.
[29] Vgl. Poullain 2011, S. 84.
[30] Vgl. Poullain 2011, S. 25
[31] Vgl. Poullain 2011, S. 25
[32] Vgl. Poullain 2011, S. 25
[33] Vgl. Gerlinger 2010, S. 1

Deutschlands in Europa keinen Vergleichsstaat. Die daraus resultierende Flucht der Besserverdienenden und guten Risiken stellt ein Problem für die gesetzliche Krankenversicherung dar.[34] Eine Einführung der Kopfpauschale hingegen, würde eine Verteilung von unten nach oben bedeuten.[35] Die steuerfinanzierten Subventionen für Geringverdiener sind bei diesem Reformkonzept jedoch schwer zu kalkulieren und bergen Gefahren für die Gesellschaft und die Finanzierungspolitik.[36] Dabei sollte festgehallten werden, dass die meiste Steuer nicht über die Einkommensteuer eingeholt wird, so dass die Argumentation, dass die besser verdiende Bevölkerungsschicht bei der Kopfpauschale in der Finanzierungsfrage gerecht mit einbezogen wird, vorsichtig bemessen sein sollte.[37] Die Beseitigung von Ungerechtigkeiten und der Ausbau des Solidaritätsprinzips durch Reformen und Neustrukturierung sollte unter dem Kontext der zuvor genannten Maßnahmen und deren Wirkung zu einer verbesserten Bilanz in der Krankenversicherung führen.

---

[34] Vgl. Gerlinger 2010, S. 1
[35] Vgl. Gerlinger 2010, S. 1
[36] Vgl. Gerlinger 2010, S. 1
[37] Vgl. Gerlinger 2010, S. 1

III. Literaturverzeichnis

Augurzky B. 2010, Die Finanzierung der gesetzlichen Krankenversicherung: Ein Kommentar zum Gesetzentwurf zum GKV-FingG, RWI Nr. 37 2010.

Bäcker G. et Al. 2008, Sozialpolitik und die soziale Lage in Deutschland, Band 2.

Breske F. 2011, Solidarische Krankenversicherung und demographischer Wandel: Offen, geordnet und nachvollziehbar mit begrenzten Finanzen umgehen. Pressemitteilung zur Pressekonferenz des IGSF in Berlin, Band 121.

Bundesministerium für Gesundheit 2012, Finanzierungsgrundlagen der gesetzlichen Krankenversicherung, http://www.bmg.bund.de/krankenversicherung/finanzierung/finanzierungsgrundlagen-der-gesetzlichen-krankenversicherung.html (Aufruf 05.08.2012)

Bundesministerium für Gesundheit 2011, Das Gesetz zur nachhaltigen und sozial ausgewogenen Finanzierung der gesetzlichen Krankenversicherung (GKV-Finanzierungsgesetz), http://www.bmg.bund.de/krankenversicherung/gesundheitsreform/gkv-finanzierungsgesetz.html, (Aufruf 03.08.2012)

Denkler T. 2010, Ein Bisschen Kopfpauschale, Sueddeutsche zeitung 2010, http://www.sueddeutsche.de/geld/roesler-gesundheitsreform-ein-bisschen-kopfpauschale-1.1003500 (Aufruf 02.08.2012)

Drespe A. Deutsche Sozialversicherung Europavertretung, 2012, Finanzierung. http://www.deutsche-sozialversicherung.de/de/krankenversicherung/finanzierung.html, (Aufruf: 02.08.2012)

Gerlinger T. 2010, Die Finanzierung der gesetzlichen Krankenversicherung: Reformbedarf und Reformkonzepte, Gegenblende Juli 2010. http://www.gegenblende.de/09-2011/archiv/04-2010/++co++476c21c6-9a4d-11df-4db3-001ec9b03e44. Aufruf 02.08.2012.

Lörbert H. 2006, Die Auswirkungen des demographischen Wandels auf die sozialen Sicherungssysteme, Wirtschaftspolitik in der Forschung und Praxis, Band 29.

Pötzsch O, 2012, Geburten in Deutschland, Statistisches Bundesamt Wiesbaden, https://www.destatis.de/DE/Publikationen/Thematisch/Bevoelkerung/Bevoelkerungsbeweg ung/BroschuereGeburtenDeutschland0120007129004.pdf?__blob=publicationFile (Aufruf 04.08.2012).

Pullain H. 2011, Die Auswirkungen des demographischen Wandels auf die gesetzliche Krankenversicherung, Hamburg, Diplomica Verlag GmbH 2011.

Richter W. 2007, Der Gesundheitsfonds als Kernstück einer Reform, Universität Dortmund.